DE
LA RÉUNION PRIMITIVE
DANS LES AMPUTATIONS

DISCOURS

PRONONCÉ A L'ACADÉMIE DE MÉDECINE LE 29 JANVIER 1878

PAR

M. le professeur TRÉLAT

PARIS

G. MASSON, ÉDITEUR

LIBRAIRE DE L'ACADÉMIE DE MÉDECINE

Boulevard Saint-Germain, en face de l'École-de-Médecine

1878

DE

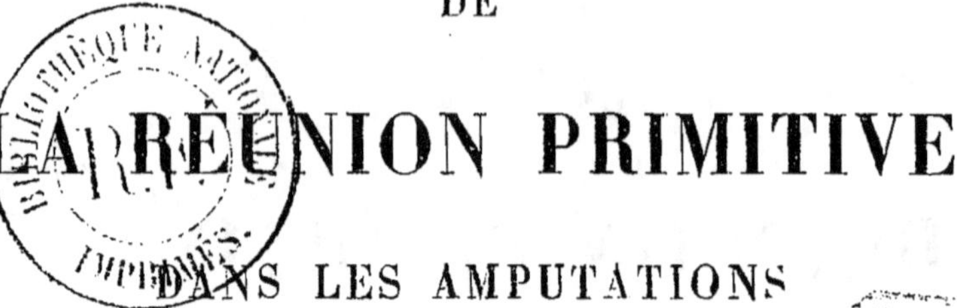

LA RÉUNION PRIMITIVE

DANS LES AMPUTATIONS

DISCOURS

PRONONCÉ A L'ACADÉMIE DE MÉDECINE LE 29 JANVIER 1878

PAR

M. le professeur TRÉLAT

PARIS

G. MASSON, ÉDITEUR

LIBRAIRE DE L'ACADÉMIE DE MÉDECINE

Boulevard Saint-Germain, en face de l'École-de-Médecine

1878

DISCUSSION

SUR LA

DÉSARTICULATION COXO-FÉMORALE

DISCOURS DE M. TRÉLAT

Messieurs et honorés collègues,

L'importante communication de notre collègue M. Verneuil sur la désarticulation coxo-fémorale soulève des questions variées qui ont déjà été indiquées par l'auteur de la communication et par les orateurs qui ont pris la parole jusqu'ici.

L'hémostase opératoire, le meilleur mode de pansement à la suite de la désarticulation de la hanche, enfin la question de la réunion primitive envisagée dans son emploi général à la suite des amputations, tels sont les points qui ont été abordés dans les précédentes séances.

De l'hémostase opératoire, je ne dirai que quelques mots. C'est avec grande raison que nos collègues s'en sont préoccupés, car l'hémorrhagie pendant l'opération et l'anémie consécutive constituent une des causes de mort les plus fréquentes et les plus redoutables dans la désarticulation du membre inférieur. Je trouve dans la thèse récente du docteur Hug (décembre 1877, *Des causes de la mort à la suite de la désarticulation coxo-fémorale*), que, sur 193 cas où la cause a été notée, l'anémie avant, pendant, après l'opération, et ce qu'on nomme le *shock*, qui n'est vraisemblablement que l'anémie intense et rapide, ont déterminé une mort très-prompte 117 fois, tandis que la septicémie et la pyohémie n'ont tué que 27 opérés. L'énormité du premier chiffre est d'une éloquence sans réplique possible, et aucun chirurgien n'oubliera, en prenant le couteau, la gravité du danger que va courir son malade.

Il y a longtemps que je suis et que je connais les ingénieuses tentatives de M. Verneuil pour obtenir, pendant les grandes opérations, l'économie du sang, ou, si l'on veut, la moindre perte sanguine possible, et le procédé qu'il nous a exposé, bien qu'un peu compliqué, m'avait paru bon à adopter. Cependant je remarque que ce procédé comportant la recherche et la ligature successive et souvent préalable des vaisseaux pendant l'acte opératoire n'implique pas forcément une forme d'incisions plutôt qu'une autre, et qu'on peut les mettre en pratique à peu près aussi bien dans les opérations à lambeaux que dans les sections ovalaires. Aujourd'hui même, après avoir entendu M. Perrin et M. Richet, il me semble qu'on peut appliquer les sages préceptes de M. Verneuil en n'abandonnant pas la méthode classique des deux lambeaux, antérieur et postérieur, plus conforme aux exigences de la réunion primitive, que je défendrai, et à la constitution d'un moignon de bonne épaisseur.

La difficulté n'est pas dans l'hémostase du lambeau antérieur, pour lequel on a la compression de l'iliaque, la ligature préalable comme la fit autrefois Fouilloy, ou même la ligature prompte des vaisseaux divisés pendant qu'un aide comprime tout le pédicule du lambeau. Le danger vient des artères postétérieures : ischiatique, fessière, obturatrice. Mais qui empêche de procéder lentement à cette partie de l'incision, qui est d'ailleurs à peu près identique dans le procédé ovalaire préconisé par M. Verneuil et dans le procédé à lambeaux antéro-postérieurs ? Qui empêche, pendant cette marche lente, d'appliquer une pince hémostatique sur chaque vaisseau qui donne du sang ? M. Verneuil a rappelé, dans sa communication, que M. Ledentu avait heureusement terminé une désarticulation conduite de cette manière.

Je n'insiste pas davantage sur cette partie de mon argumentation où il n'y a que des ombres de dissidences entre les préceptes de M. Verneuil et ceux que je crois utile d'adopter. Ce n'est pas pour présenter ces courtes remarques que j'eusse demandé la parole et que, pour la première fois, j'eusse gravi les marches de cette tribune.

Au début de sa communication, M. Verneuil disait qu'aujourd'hui, comme aux premiers temps de sa pratique dans les hôpitaux, il faisait la guerre à la réunion immédiate dans les amputations. Rappelant l'enseignement de ses maîtres, il disait qu'entre Lisfranc, qui réunissait toujours, et Denonvilliers, qui ne réunissait presque jamais, il avait fait choix du dernier.

A une croyance aussi ferme, j'éprouvais le besoin d'opposer une conviction non moins ferme, et plus j'avais de considération, d'estime et d'affectueuse sympathie pour celui qui l'énonçait, plus je me sentais pour ainsi dire contraint à déclarer que, sur cette grande question de doctrine chirurgicale, je ne partageais pas son sentiment, et qu'en face des membres de l'Académie, en face des générations médicales qui s'élèvent, je revendiquais l'énergique défense de la réunion primitive dans les amputations et désarticulations.

Quel est au fond l'argument majeur à l'aide duquel M. Verneuil a voulu nous convaincre? Il nous dit : j'ai fait quatre fois la désarticulation coxo-fémorale; j'ai perdu trois opérés, j'en ai guéri un, et « je crois précisément le succès dû aux changements apportés au manuel opératoire et aux pansements ». Déjà notre collègue M. Rochard a répondu que Fouilloy, Jules Roux et M. Arland, qui n'avaient point adopté ces changements, avaient obtenu cinq succès. J'ajoute que dans les mêmes conditions MM. Sédillot et Chassaignac ont aussi guéri leurs opérés; que M. Guyon, notre collègue de l'hôpital Necker, a eu un beau succès en employant le pansement antiseptique et la réunion primitive. Mais la réponse la plus catégorique nous a été fournie par M. Richet. Nous avons entendu avec un vif intérêt le récit des trois observations de notre collègue. Sur trois opérés deux ont été guéris, et comme M. Verneuil, M. Richet estime que cet heureux événement « résulte des modifications apportées au procédé opératoire d'une part, au mode de pansement de l'autre ».

Or, tant au point de vue opératoire qu'à celui des pansements, la pratique de nos deux collègues présente des différences profondes. De telle sorte qu'à pousser ce raisonnement jusqu'à ses conséquences extrêmes, on arriverait à cette conclusion, que ce qui est critiqué par M. Verneuil, à savoir la réunion, même partielle des lambeaux, est démontré excellent par les succès prépondérants de M. Richet.

Mais ce n'est pas avec un raisonnement, ce n'est pas non plus avec des comparaisons statistiques reposant sur de petits chiffres qu'on peut juger les problèmes ardus et complexes de la pratique chirurgicale. Je n'ai voulu prouver qu'une chose, c'est qu'un succès dû, si on le veut, à une méthode thérapeutique est tout à fait insuffisant pour condamner la méthode opposée qui invoque des succès dix fois plus nombreux.

Mais je suis vraiment surpris des accusations dont ses détracteurs chargent la réunion primitive. Celle-ci a ses lois, ses conditions expresses qu'on ne saurait enfreindre sans courir au devant du danger, et je demande la permission de dire devant l'Académie qu'il n'y a pas bien longtemps que l'on connaît ces conditions et surtout qu'on sait leur donner satisfaction.

M. Verneuil les avait-il remplies, ces indications rigoureuses, lorsqu'à la suite de sa première désarticulation de la hanche il en arrivait à « accuser nettement en lui-même la réunion et à se bien promettre de ne plus jamais la faire ». Pour ma part, je ne le crois pas. Un bon nombre et des plus indispensables avaient été négligées, non par la faute du chirurgien, mais par la faute de l'époque, car alors, je ne crains pas de l'affirmer, la réunion primitive n'était point arrivée à une exécution pratique suffisante pour les vastes plaies d'amputation.

Sutures médiocres, nombreux fils de ligatures venant de tous les points de la plaie, moyens insuffisants pour assurer l'écoulement des liquides, nul affrontement des parties profondes, extrême mobilité des surfaces à réunir, telles étaient alors les dispositions défectueuses dans lesquelles la majeure partie des chirurgiens cherchait la réunion primitive.

Aussi les tentatives avortaient quand elles n'étaient pas funestes ; rares étaient les succès qui devenaient d'heureuses surprises. M. Rochard nous a dit qu'alors on essayait une réunion chimérique. L'expression est adoucie. C'était une réunion pour ainsi dire impossible.

Peu à peu les chirurgiens conscients des résultats statistiques de leurs opérations en vinrent à déserter une méthode qui semblait tenir si mal ses promesses, et M. Gosselin, qui a déjà énoncé ce fait dans son amphithéâtre, nous redira sans doute ici comment s'accomplit cette désertion.

En tout cas, on acceptait comme vérité établie que la grandeur de la plaie, la présence d'une surface osseuse sectionnée ou d'un cartilage sont des obstacles à peu près absolus à la réunion primitive. A mon tour je rappellerai que dans des leçons cliniques faites à l'hôpital de la Charité et publiées dans le courant de décembre dernier, j'ai prouvé par des exemples nombreux qu'aucune de ces propositions n'est rigoureusement vraie et que des amputations ou désarticulations de l'avant-bras, du bras, de l'épaule, du pied, de la jambe et de la cuisse témoignent de la possibilité d'une réunion primitive plus ou moins parfaite, plus ou moins complète dans laquelle on observe comme résultat immédiat la fixation des lambeaux aux parties profondes et l'adhérence de ces mêmes lambeaux aux surfaces osseuses ou cartilagineuses mises à nu.

J'ai en ce moment dans mon service un malade qui est une nouvelle preuve de ce que j'avance et qui me permettra en outre de combattre, au moins dans ce qu'elle pourrait avoir de trop absolu, l'une des propositions avancées par M. Richet, qui du reste est loin d'être un adversaire de la réunion primitive. M. Richet a dit que la réunion immédiate a les plus grandes chances de réussir quand on opère sur un individu sain, placé dans un milieu salubre, tandis que l'échec est probable, si le malade est ébranlé ou affaibli et placé dans un milieu peu hygiénique.

Mon opéré, âgé de cinquante-huit ans, a été atteint d'ostéite du tibia dans son enfance. Pendant ses six dernières années il a éprouvé de nouveaux et graves accidents dus à une carie de la partie supérieure de l'os. A son entrée à l'hôpital, je diagnostique une vaste cavité contenant des séquestres mobiles de carie, et communiquant à l'extérieur par deux étroits cloaques. Au milieu de novembre je pratique l'évidement de cette vaste cavité. Malheureusement la carie s'étend jusqu'au plateau tibial, de sorte que le cartilage articulaire sépare seul la cavité articulaire de la cavité opératoire créée par l'évidement. Immobilisation du membre, pansements antiseptiques. Au début, tout marche à souhait, mais au bout d'un mois l'appétit diminue et la maigreur s'accuse. Bientôt la situation se caractérise ;

nous ne pouvons plus méconnaître l'infection putride ou septicémie chronique. Dans les premiers jours de janvier, l'amai-
grissement, la faiblesse étaient tels qu'il n'était plus possible
d'attendre. Je pratique l'amputation de la cuisse à lambeau
antérieur. Forcipressure des vaisseaux, deux ligatures perdues
au catgut; drain, sutures superficielles et profondes; coton
phéniqué, bandage ouaté. Veuillez, messieurs, jeter les yeux
sur la courbe des températures de cet opéré; elle vous dira si
ce septicémique, amputé de la cuisse et soumis à la réunion
immédiate pour cette opération a pâti du choix de cette méthode. Immédiatement après l'opération, la temperature baisse
au-dessous de 36 degrés. Le lendemain elle atteint 38°,8.
Elle baisse à partir de là, et dès que le bandage ouaté et les
sutures sont enlevés le sixième jour, nous oscillons entre 36 et
37°,2. Un seul jour un petit clapier situé en arrière fait monter
le thermomètre à 37°,6, Le lendemain il avait repris sa marche
entre 36 et 37 degrés. Nous sommes arrivés au vingt-quatrième
jour de l'opération ; le lambeau adhère solidement à toute la face
antérieure de la plaie y compris le fémur, il n'y a plus à cica-
triser qu'une surface large comme le petit doigt sur une lon-
gueur de 10 centimètres, et l'opéré déclare qu'il y a plus de
deux ans qu'il ne s'est senti aussi bien.

Après ce récit, dont je n'ai donné que les points marquants,
je m'excuse devant l'Académie de rappeler que la réunion
immédiate consiste essentiellement dans la rapide organisation
par voie de formations vasculaires d'un liquide plasmatique
très-riche en éléments cellulaires. Mais pour que ce travail
aussi merveilleux que délicat s'accomplisse, pour qu'il puisse
parcourir ses évolutions successives et incessantes, il faut que
la sécrétion cellulaire ne soit ni insuffisante, ni surabondante,
et surtout que ces éléments figurés qui perdent si vite leur
faculté organogénique ne soient ni troublés mécaniquement,
ni viciés d'aucune façon dans leur composition intime.

En possession de ces indications précises fournies par la
physiologie pathologique, la chirurgie contemporaine a pro-
fondément transformé ou modifié les pratiques antérieures.
Par la torsion des grosses artères, par la forcipressure des pe-
tites, par les ligatures au catgut pour les veines ou les artères
qui échappent à la torsion, elle supprime tous les corps étran-

gers ou du moins tout corps de nature à provoquer un travail éliminateur dans le sein des parties affrontées ; par le drainage, elle prévient les rétentions possibles des liquides secrétés ; par des procédés divers, elle opère l'affrontement exact et uniforme de toutes les parties qu'elle veut réunir, et dans cet affrontement qui doit limiter au strict nécessaire la sécrétion plasmatique, sans toutefois l'anéantir, elle cherche à imiter, à simuler le degré de pression que nos organes exercent naturellement les uns sur les autres ; elle soumet tout cet ensemble à une compression générale et élastique ; elle le maintient dans une température constante et le place dans une rigoureuse immobilité.

De savoir quels sont les meilleurs moyens de réaliser ces pratiques et si les procédés actuels sont la dernière expression de l'art ou si, bien probablement, l'avenir les améliorera encore, c'est ce qui n'importe guère pour le moment. Ce qui importe, c'est que ces indications formelles soient remplies.

Il en est une encore que je veux mentionner à part, parce qu'on dirait, à entendre certains auteurs, que la réunion primitive et l'emploi des procédés antiseptiques ne sauraient se concilier. Rien ne serait plus inexact, et le nombre considérable de chirurgiens qui pratiquent aujourd'hui la réunion primitive dans les amputations avec adjuvance de la méthode antiseptique médicamenteuse ou de la méthode antiseptique physique de notre collègue M. Alph. Guérin, témoigne hautement de la possibilité et des immenses avantages de cette combinaison.

Quand on pratique la réunion primitive dans ces conditions, lorsque d'une manière ou d'une autre on obéit aux indications majeures que je viens d'exposer, on supprime par une organisation prompte une partie considérable de la plaie, quelquefois sa totalité, souvent la majeure partie, toujours au moins une étendue notable ; on diminue singulièrement les sécrétions de toute nature ; les rétentions funestes ne se produisent pas ou sont prévenues par un écoulement préalablement disposé, et alors se trouve réalisé avec beaucoup moins de douleur pour l'opéré et beaucoup plus de rapidité pour la guérison le *desideratum* formulé par M. Verneuil dans sa communication, c'est-à-dire que l'altération, la rétention et l'absorption de liquides viciés n'existant pas, il n'y a certes, dans ces conditions, pas plus de danger de septicémie qu'avec le pansement largement béant préconisé par notre collègue. Et lors même que la réunion ne réussit que partiellement ou, ce qui revient au même, lorsqu'elle n'a été que partiellement tentée, le résultat final n'en est pas moins, au témoignage de tous les adeptes de ces pratiques et de tous les orateurs qui m'ont précédé à cette tribune, l'abréviation considérable de la durée de la guérison.

Je ne saurais laisser passer ici l'une des conclusions du travail de M. Verneuil, où il dit que l'objection tirée de la lenteur de la cicatrisation a peu de valeur, « puisque la réunion immédiate qui se targue surtout de hâter la guérison a toujours exigé une moyenne de deux longs mois ».

L'opéré historique de Fouilloy se promenait dans le jardin au bout de dix-huit jours ; le premier opéré de M. Richet était guéri au bout de six semaines ; sa seconde malade venait, après trente-cinq jours, se faire faire un appareil à Paris ; enfin, un homme de quarante-cinq ans, opéré par Volkmann, avait sa plaie complétement réunie au bout de dix jours, sauf le trajet des tubes. Ces exemples suffisent, je pense, à prouver que la réunion immédiate peut être plus expéditive dans son office que ne le laisserait croire notre collègue.

Mais ce n'est pas seulement par la lenteur de la cicatrisation, mais encore par la nature du résultat que pèche le pansement de M. Verneuil. M. Rochard nous a décrit l'aspect de ce moignon portant au centre une cicatrice adhérente à la cavité cotyloïde. Je ne fais que rappeler cette description, et je me demande s'il sera possible d'appliquer un appareil prothétique dans de semblables conditions. Il est difficile de le croire si l'on se reporte à l'enquête publiée par Debout dans les *Bulletins de la Société de chirurgie* de 1864. On retrouve là l'histoire des tentatives faites pour les malades de M. Sédillot, de M. Chassaignac, de M. Richet, et notre vice-président pourra dire lui-même que son premier opéré, qui avait cependant un épais moignon, dut attendre trois ans un appareil qui lui permît de marcher.

Je me demande avec inquiétude ce que deviendrait toute une série d'opérations récentes si la doctrine de M. Verneuil devait prévaloir.

On dit qu'à la suite de la désarticulation de Chopart, la rétraction du tendon d'Achille détermine la bascule en arrière du moignon du pied. C'est une erreur. Deux fois j'ai pratiqué cette opération en faisant la réunion primitive. La guérison a été prompte ; il n'y avait aucune bascule du moignon, et ma première malade, qui était pensionnaire à l'hospice des Ménages de la rue de Sèvres, a marché de longues années, avec un soulier spécial, sur ce qui lui restait de plante du pied.

L'opération de Pirogoff ou la modification de notre collègue, M. Lefort, laisse dans le lambeau inférieur de l'amputation tibio-tarsienne une portion de calcanéum coupée à la scie. Cette portion de calcanéum doit se réunir par un véritable cal à la face également sectionnée du tibia. Gritti substitue à la désarticulation du genou une amputation dans le lambeau intérieur de laquelle il conserve la rotule dépouillée de son cartilage, pour la souder avec la section osseuse pratiquée à travers les condyles.

Dans l'amputation de la jambe, au-dessous de sa partie moyenne, la majeure partie des chirurgiens français adopte le procédé à long lambeau postérieur. M. Guyon veut même que ce lambeau soit assez long pour remonter en avant, au-dessus du plan de section des os. Dans l'amputation de la cuisse à sa partie moyenne, Teale découpe un grand lambeau antérieur et carré qui doit passer en avant de l'os scié pour se rattacher en arrière à une incision placée beaucoup au-dessus de la section osseuse.

Comment se comporteront toutes ces opérations avec le pansement ouvert ? Quels seront les résultats définitifs ? Obtiendra-t-on les accollements recherchés, les juxtapositions prévues ? Peut-être dira-t-on qu'au bout d'un certain temps la réunion secondaire cicatricielle rapprochera les parties. Mais la réunion cicatricielle ne va pas sans une rétraction plus ou moins puissante qui agit non-seulement sur la surface des bourgeons charnus mais sur toute l'épaisseur des lambeaux, et je doute fort qu'on fasse aisément accepter aux promoteurs de ces opérations diverses le mode de pansement défendu par M. Verneuil.

Mais laissons ces questions de détail et regardons ce qui se passe autour de nous. Quelle cause ont plaidée M. Perrin et surtout M. Rochard, sinon celle que je défends ? Il y a une telle analogie entre les opinions de M. Rochard [et les miennes, que j'ai dû, à plusieurs reprises, rapporter à notre collègue de la marine des arguments qu'il avait exposés dans son remarquable discours. Est-ce que le pansement mixte qui a donné de si beaux succès à M. Richet n'est pas, à vrai dire, un pansement de réunion primitive avec une voie de dérivation peut-être un peu large, mais visant assurément la réunion partielle? M. Guérin viendra sans doute nous dire comment il est, lui aussi, devenu un adepte de la réunion immédiate sous le pansement ouaté. Je ne saurais exprimer le plaisir que me cause cette conversion dont j'avais tiré l'horoscope presque au début du pansement ouaté.

Combien d'autres en dehors de cette enceinte accroissent la phalange des partisans de la réunion immédiate. Je ne connais guère de jeunes chirurgiens de nos hôpitaux qui ne la pratiquent.

Faut-il rapporter les chiffres éloquents énoncés à cette même tribune par M. Azam : 202 grandes amputations, 12 morts ! Admirable résultat obtenu par cette méthode bordelaise, qui n'est que la pure pratique de la réunion primitive.

Écoutez M. Letiévant au congrès du Havre. Il emploie sans doute les procédés antiseptiques et il fait bien ; mais il ajoute que la réunion immédiate est presque toujours suivie de succès et notamment sur quatre amputés de jambe, sur un amputé de cuisse, sur un amputé de bras. L'infection purulente a disparu de son service depuis deux ans, malgré le large emploi de la réunion.

Est-ce que tous les chirurgiens qui ont adopté les pansements de Lister ne sont pas devenus des adeptes convaincus de la réunion immédiate? Ne parlons pas, si on le veut, de l'Angleterre, véritable patrie de notre doctrine ; mais, en Allemagne, MM. Nüssbaum (de Munich), Saxtorph (de Copenhague), Esmarch (de Kiel), sont, avec nous, partisans sans doute de la méthode antiseptique, mais non moins partisans de la réunion primitive.

Je trouve dans une réponse adressée à M. Billroth par M. Volkmann (de Halle), au sujet d'une polémique sur la question qui nous occupe, que la réunion par première intention qui met à l'abri d'une foule de dangers, de la septicémie, de la pyohémie, doit être le but à poursuivre. Il cite une série de dix amputations du membre supérieur, y compris une désarticulation de l'épaule. Aucun de ces malades n'a gardé le lit pendant plus de huit jours. Un amputé de cuisse peut supporter le moulage au plâtre de son moignon le treizième jour. En somme, dit l'auteur, cette pratique présente des avantages immenses : réduction au minimum de la douleur, de la sécrétion des plaies, de la fièvre et de la durée du processus de guérison.

Notre compatriote, M. Eugène Bœckel (de Strasbourg), publiait, en 1875, une importante brochure où il exposait sa pratique dans les grandes opérations. Il disait alors que la réunion primitive est une arme à deux tranchants et qu'il faut s'en défier. Il employait alors le bandage ouaté peu serré avec interposition d'ouate entre les lambeaux et faisait ensuite la réunion secondaire. Aujourd'hui, M. Bœckel est converti. Il présente à la Société de médecine de Strasbourg des amputés de cuisse guéris le treizième jour, le dix-septième jour, le vingt et unième, le vingt-quatrième ; des amputées du sein guéries en cinq et huit jours ; deux cas de ligature de l'humérale pour anévrysmes au pli du coude guéris en quarante-huit heures !

Ces faits qui pourront paraître extraordinaires, ne me surprennent plus. Sans un mauvais petit abcès gros comme une amande, je guérissais, l'an passé, en moins de quinze jours un amputé de jambe qui a été ainsi retardé d'une dizaine de jours et a quitté l'hôpital avec un moignon irréprochable. L'été dernier j'ai eu le bonheur de guérir en cinq jours une jeune fille, d'une large amputation partielle du sein. La plaie n'avait donné ni une goutte de sang, ni une goutte de pus.

Voici un dernier témoignage. M. Neudorfer a publié, il y a quelques mois, à Vienne, un livre sur le *Traitement chirurgical des plaies*. Celui-là n'est pas entiché des doctrines de Lister. Il fait grâce à l'acide phénique, mais la gaze antiseptique l'agace, le protective l'irrite et le mackintosh le met hors de lui. Malgré cela, il conclut que la réunion primitive est le but de la chirurgie opératoire.

Je termine, Messieurs et honorés collègues, dans la conviction profonde que ce que M. Rochard et après lui M. Richet nommaient un pas en arrière, M. Verneuil ne le fera pas faire à la pratique chirurgicale. Mais je vais plus loin, et j'espère qu'un jour prochain notre cher et éminent collègue reviendra à la réunion primitive.

Je suis convaincu que sa pratique habile et soigneuse lui a fourni de nombreux succès : toute méthode franche bien appliquée donne ses meilleurs résultats. Mais lorsqu'il ne pourra plus se refuser à reconnaître qu'on peut combattre la septicémie autrement que par un retard inutile dans la marche des plaies, lorsqu'il sera persuadé que les méthodes antiseptiques servent au moins autant la réunion immédiate que les pansements découverts, ses opinions actuelles seront ébranlées et je ne doute pas que ses mains habiles n'achèvent de porter la conviction dans son esprit.

PARIS. — IMPRIMERIE DE E. MARTINET, RUE MIGNON, 2.

PARIS. — IMPRIMERIE DE E. MARTINET, RUE MIGNON, 2.